SALLES D'ASILE ET ÉCOLES PRIMAIRES

PREMIERS SYMPTOMES DES MALADIES CONTAGIEUSES QUI PEUVENT ATTEINDRE LES JEUNES ENFANTS

INSTRUCTION

DEMANDÉE PAR M. LE PRÉFET DE LA SEINE

au Conseil d'hygiène publique et de salubrité

RÉDIGÉE PAR

M. LE Dr DELPECH
Conseiller municipal de Paris
Membre de l'Académie de médecine
Membre du Conseil d'hygiène, Médecin de l'hôpital Necker

QUATRIÈME MILLE

PARIS
LIBRAIRIE J.-B. BAILLIÈRE ET FILS
19, rue Hautefeuille, près du boulevard Saint-Germain

1880

Prix : 25 centimes.

AVERTISSEMENT

La nécessité d'introduire dans les écoles et les salles d'asile une hygiène régulière et de préserver, dans la mesure du possible, les enfants qui les fréquentent des inconvénients de l'agglomération d'un grand nombre d'individus jeunes, a frappé depuis longtemps beaucoup de bons esprits.

L'administration de la ville de Paris et M. le Préfet de la Seine ne pouvaient manquer de se préoccuper d'un aussi grave intérêt. La transmission des maladies contagieuses, si fréquentes dans l'enfance, se plaçait au premier rang des dangers qu'il fallait combattre, et M. le Préfet de la Seine voulut mettre les instituteurs en situation d'y pourvoir. Il demanda au Conseil d'hygiène publique et de salubrité du département de la Seine par l'intermédiaire de M. le Préfet de police, son président, de lui présenter un manuel contenant, sous une forme succincte, l'énumération de ces affections et les premiers symptômes auxquels on pouvait les reconnaître.

Destiné à être placé entre les mains des instituteurs primaires et des directrices de salles d'asile, ce manuel devait les mettre en mesure d'isoler immédiatement les enfants dont la présence devenait un péril pour leurs camarades.

Le Conseil de salubrité chargea l'un de ses membres, M. le Dr Delpech, de répondre à ce désir de l'administration municipale.

Le rapport, rédigé par M. le Dr Delpech et approuvé par le Conseil dans sa séance du 22 août 1879, fut immédiatement distribué dans les écoles.

PREMIERS SYMPTOMES

DES

MALADIES CONTAGIEUSES

QUI PEUVENT ATTEINDRE

LES JEUNES ENFANTS

Il n'est point sans difficulté d'exposer les premiers caractères des maladies contagieuses qui peuvent atteindre les enfants reçus dans les salles d'asile et dans les écoles primaires, avec une précision assez grande pour que les instituteurs puissent les reconnaître dès l'abord. Ces affections ne revêtent point toujours, en effet, dès leur origine et à une époque où elles peuvent cependant déjà se transmettre, des caractères tranchés, même pour le médecin le plus instruit et le plus expérimenté. Il est par suite impossible de les rendre, par une courte description, facilement reconnaissables pour des personnes très éclairées et très intelligentes, sans doute, mais peu familiarisées avec l'observation médicale. Mais la plupart d'entre ces maladies, et celles en particulier dont il est le plus nécessaire de préserver les enfants, en raison de la rapidité de leur marche et de leur puissance de diffusion, présentent heureusement, à leur début, des caractères communs qui, à défaut d'un diagnostic précis, permettront, ce qui est important surtout, de faire reconnaître l'opportunité de l'isolement des enfants qui en sont atteints.

Les maladies contagieuses peuvent, en effet, être rangées en deux classes : *celles qui s'accompagnent de fièvre et celles dans lesquelles la série de symptômes qui constitue la fièvre n'existe point.*

Or, les maladies éruptives, qui tiennent, comme fréquence et comme gravité, le premier rang parmi les maladies contagieuses propres à l'enfance, sont des maladies fébriles ; on aura donc rempli, pour la plus grande part, le but de préservation qui est l'objet de cette note en éloignant de la classe ou de la salle d'asile, et en maintenant chez ses parents, tout enfant atteint de fièvre.

Cette mesure, prise d'une manière générale et dans les cas mêmes où il ne s'agirait point d'une affection démontrée contagieuse par la suite des faits, n'a aucun inconvénient. L'enfant fébricitant est peu apte au travail, il ne profiterait point de sa présence à la classe, et, de plus, la fièvre, quelle qu'en soit la cause, exige, avant tout, du repos, une température modérée et constante, et un régime spécial. Elle ne peut que s'aggraver par la fatigue qui résulterait des allées et venues de l'enfant, exposé de plus aux intempéries des saisons.

Tout enfant atteint de fièvre sera donc éloigné de ses condisciples et avec plus de soin que jamais dans les moments où règnent les fièvres éruptives. La fièvre dont il est frappé est-elle éphémère, dépend-elle d'une indisposition sans gravité, l'enfant reviendra promptement à l'école ; est-elle le premier symptôme d'une maladie sérieuse et durable, on l'aura placé dans les circonstances les plus favorables à sa guérison ; est-elle enfin contagieuse, on en aura préservé les autres enfants en lui étant utile à lui-même.

L'existence de la fièvre chez les enfants qu'ils dirigent doit donc être pour les instituteurs, les institutrices et les directrices, l'objet d'une recherche attentive, lorsqu'ils se plaignent d'une indisposition.

Or, s'il est parfois difficile de constater certains caractères de la fièvre, son existence même est en général facilement reconnue par des personnes même étrangères à la médecine.

L'augmentation de la température du corps, l'accélération du pouls, en sont les principaux caractères.

L'augmentation de la chaleur se perçoit par l'application de la main sur la peau du malade et en particulier sur celle de la poitrine, de l'aisselle et souvent de la face et du front. L'accélération du pouls ne peut se constater exactement qu'au moyen de la montre ; mais il est possible, avec un peu d'habitude, de se rendre compte d'une manière approximative de sa fréquence plus grande et de sa dureté plus prononcée.

A ces deux signes de la fièvre, il faut joindre les frissons ou la sueur, la soif plus vive, le manque d'appétit, la langue plus ou moins blanche, ou rouge et sèche, la coloration du visage, l'éclat exagéré ou l'alanguissement des yeux, le malaise général, la fatigue, la courbature, le mal de tête, l'abattement intellectuel ou l'excitation et le délire. Ces caractères, ou plusieurs d'entre eux, diversement groupés et d'une intensité variable, ne laisseront cependant en général aucun doute sur la présence d'un état fébrile.

L'enfant renvoyé dans sa famille ou qui aura été retenu malade pendant plus d'une semaine par la volonté de ses parents, devra, pour rentrer à la classe, présenter une autorisation signée par le médecin inspecteur.

Tout importantes qu'elles sont, les considérations qui précèdent resteraient insuffisantes, même en ce qui concerne les maladies contagieuses fébriles, si les principaux symptômes de celles-ci n'étaient point rapidement indiqués. Cet examen fera l'objet de la deuxième partie de cette note.

Il est important d'établir, dès l'abord, qu'il ne faut jamais se fonder sur la légèreté d'un cas de maladie contagieuse pour attacher moins d'importance à l'empêcher de se propager. Ce raisonnement, que l'on fait généralement, est tout à fait erroné, l'affection la plus légère manifestée chez un premier enfant pouvant chez un autre développer la plus grave maladie.

Les *fièvres éruptives*, qui sont le type des maladies contagieuses fébriles de l'enfance, seront examinées les premières. Elles comprennent quatre maladies bien connues :

La *variole* ou *petite vérole ;*

La *varicelle* ou *petite vérole volante ;*

La *rougeole;*

La *scarlatine.*

Nous en rapprocherons les *oreillons*, qui leur ressemblent par quelques-uns de leurs caractères, quoiqu'ils ne s'accompagnent pas d'éruption.

En second lieu viendront :

La *stomatite ulcéreuse ;*

L'*angine couenneuse ou diphthéritique* et le *croup ;*

La *dysenterie ;*

La *fièvre typhoïde,*

affections qui ont pour siège principal les *voies digestives.*

Puis viendront :

La *coqueluche*, qui atteint les *voies respiratoires,*

Et les *inflammations contagieuses des yeux :*

L'*ophthalmie catarrhale ;*

L'*ophthalmie purulente.*

Au dernier rang seront placées les *affections parasitaires :*

La *gale*, affection parasitaire animale,

Et les *teignes :*

La *teigne faveuse* ou *teigne proprement dite ;*

La *teigne tonsurante ;*

La *teigne décalvante* ou *pelade,*

dues à des *parasites végétaux.*

Comme appendice viendra une névrose (l'*épilepsie*) qui, chez les enfants en particulier, se développe assez fréquemment sous l'influence de la terreur causée par la vue d'une attaque épileptique. C'est là encore un genre de contagion.

FIÈVRES ÉRUPTIVES

1° — Variole ou petite vérole.

Maladie très rare dans les asiles et écoles, où le certificat de vaccine est exigé, et où les enfants n'ont pas, pour la plupart, atteint l'âge auquel la vaccine a perdu une partie de sa puissance préservatrice.

La variole débute par de la fièvre, des vomissements, des douleurs de reins.

Après 2 jours au moins et 3 jours au plus, éruption commençant par la face, constituée par des taches plus ou moins nombreuses, d'abord à peine saillantes, puis se transformant en pustules qui présentent à leur centre une dépression en forme d'ombilic. — Elles se terminent par des croûtes qui devront avoir complètement disparu avant la rentrée de l'enfant, qui devra en outre avoir été baigné 2 ou 3 fois.

Toutes les fois qu'un instituteur pourra faire revacciner ceux de ses élèves qui ont dépassé la 10e année, il devra en saisir l'occasion. En temps d'épidémie de variole, cette précaution est de la plus haute importance.

L'opinion assez répandue que, pendant les épidémies, la vaccine favorise le développement de la variole est absolument erronée.

2° — Varicelle ou petite vérole volante.

Maladie sans gravité, précédée quelquefois, mais non constamment, par de la fièvre ; caractérisée par le développement de bulles de la grosseur d'un petit pois remplies d'un liquide transparent comme de l'eau claire et qui devient plus tard louche ou sanguinolent, et se terminant par des croûtes.

Ces bulles sont précédées par une tache rosée. Elles se montrent par poussées successives, surtout vers le soir, en s'accompagnant en général d'un léger accès de fièvre.

On reconnaît la varicelle lorsqu'il n'existe qu'un petit nombre de bulles mal caractérisées sur le corps, et en ce qu'il existe toujours dans les cheveux des bulles ou des croûtes.

3° — Rougeole.

Au début : malaise, fièvre, éternuements, larmoiement, rougeur des yeux, toux bruyante ; plus rarement saignements de nez, diarrhée passagère.

Après trois ou quatre jours, quelquefois beaucoup plus tôt, apparition au menton et sur la face de petites taches roses irrégulières, en général un peu saillantes, qui gagnent bientôt le corps en proportions variables, et qui peuvent devenir assez abondantes pour le couvrir complètement en laissant entre elles de petites portions de peau plus ou moins pâles et de forme irrégulière.

Pour les petits malades *conservés chez leurs parents* et garantis des refroidissements, la rougeole, qui est une maladie très contagieuse, est en général bénigne.

4° — Scarlatine.

Début : malaise extrême, fièvre intense, peau sèche et brûlante, mal de gorge, vomissements.

Très rapidement, parfois en même temps que le premier malaise et même avant, le plus souvent à la fin de la journée, chez un enfant jusqu'alors bien portant et qui rentre du dehors, par exemple, apparition subite d'une éruption tantôt générale, tantôt disposée par plaques, sur différents points du corps, à la face, à la partie interne des cuisses, aux aines, aux articulations. Cette éruption est d'une rougeur framboisée, uniforme au premier aspect, mais constituée, à un examen attentif, par un nombre énorme de petits points rouges dont un certain nombre sont plus saillants, acuminés, et se transforment souvent en petites vésicules miliaires.

Très souvent, la pression des articulations, de celles des poignets en particulier, permet de constater l'existence de douleurs à forme rhumatismale.

Aucune maladie n'est d'ailleurs moins semblable à elle-même que la scarlatine; tantôt d'une bégninité extrême, tantôt d'une gravité terrible, elle est parfois si fugace qu'on n'a le droit d'affirmer son existence qu'à l'époque où l'épiderme s'enlève par larges plaques, surtout aux pieds et aux mains.

Elle est extrêmement contagieuse, et, tandis qu'après une dixaine de jours et après avoir pris un bain, un enfant convalescent de rougeole peut sans danger être mis en contact avec ses camarades, il faut au moins six semaines pour épuiser la puissance de propagation de la scarlatine.

Après les fièvres éruptives, il faut placer, parmi les maladies contagieuses les plus fréquentes de l'enfance, les oreillons qui s'en rapprochent, a-t-il été dit, par quelques caractères.

5° — Oreillons.

Début tantôt soudain, tantôt précédé de quelques jours de malaise et même de fièvre parfois très vive.

Puis, sentiment de gêne vers l'articulation de la mâchoire, bientôt suivi d'un gonflement souvent très volumineux, plus ou moins tendu, donnant l'idée d'une fluxion, dont il diffère par l'absence de toute douleur dentaire et en ce qu'il tend à gagner d'une manière plus marquée le cou, soit en arrière, soit au-dessous de la mâchoire.

Rarement les deux côtés sont pris à la fois, un seul peut rester atteint, mais, le plus souvent, tous deux le sont successivement.

Assez fréquemment encore, un gonflement semblable envahit tout à coup d'autres points du corps et en particulier les organes génitaux.

MALADIES CONTAGIEUSES AYANT LEURS PRINCIPAUX SYMPTOMES VERS LES VOIES DIGESTIVES

Dans la bouche et dans l'arrière-gorge peuvent se développer deux maladies éminemment contagieuses : la *stomatite ulcéreuse* et l'*angine diphthéritique* ou *angine couenneuse*.

1° — Stomatite ulcéreuse.

Elle est quelquefois précédée par un malaise, le plus ordinairement sans fièvre. Elle se caractérise par le développement, sur le bord des gencives et souvent aussi à l'intérieur des joues, des lèvres et sur le voile du palais, d'ulcérations grisâtres, saignantes, qui tendent à gagner en étendue et en profondeur.

Elle s'accompagne d'ailleurs d'une fétidité extrême de l'haleine qui appelle suffisamment l'attention.

2° — Angine diphthéritique ou couenneuse.

Maladie terrible et éminemment contagieuse.

Elle consiste dans le développement à l'arrière-gorge, et spécialement au début, sur les amygdales, d'une couenne ou concrétion grise ou blanchâtre quelquefois noircie par du sang altéré, et qui tend à gagner les parties voisines et en particulier le larynx où elle constitue le croup.

Son début est très insidieux : un peu de gêne en avalant, un léger enrouement sont souvent les seuls symptômes appréciables. Aussi, toutes les fois qu'un enfant les présente, faut-il regarder l'arrière-gorge avec soin, en abaissant la langue avec une cuiller, pour isoler et soigner, dès l'abord, les enfants qui, sous les apparences d'un simple mal de gorge, seraient atteints de diphthérite. Souvent, dès cette époque, on trouve en arrière de l'angle de la mâchoire des glandes engorgées et, dans les cas les plus graves, un gonflement très accentué de cette région et des parties voisines du cou.

Assez ordinairement un enchifrènement du nez avec écoulement plus ou moins abondant, indice de l'envahissement des fosses nasales par les fausses membranes, a précédé tous les symptômes.

L'angine couenneuse précède presque toujours le *croup* ou *laryngite diphthéritique*. En effet, il est rare que le larynx soit envahi d'emblée par les fausses membranes. Développées dans l'arrière-gorge, elles descendent vers les voies respiratoires qu'elles ferment en produisant l'asphyxie.

Il ne faut pas confondre le *croup*, maladie lente et progressive, avec le *faux croup*. Celui-ci débute subitement, en général vers le milieu de la nuit, chez un enfant presque toujours bien portant pendant la journée précédente. Il se manifeste par une toux très bruyante, tandis que celle du croup est éteinte. La voix est presque toujours assez claire, tandis qu'elle est rauque et voilée dans le croup. Il n'existe ni fausses membranes dans l'arrière-gorge, ni glandes en arrière de la mâchoire. Le faux croup est généralement sans gravité ; il n'est pas contagieux.

3° — Dysenterie.

La dysenterie peut être contagieuse.

Dans la dysenterie, les besoins d'aller à la garde-robe sont fréquents, quelquefois incessants ; mais, avec des efforts considérables, l'enfant ne rend que des glaires, le plus souvent teintes de sang et chaque fois en petite quantité.

Il sera, dès l'abord nécessaire d'empêcher l'enfant de se rendre aux cabinets d'aisances fréquentés par ses camarades. D'ailleurs, les coliques et le malaise le forceront bientôt à abandonner l'école.

Il ne faut pas confondre la dysenterie avec la *diarrhée*, qui est caractérisée par l'expulsion plus ou moins fréquente de selles liquides.

4° — Fièvre typhoïde.

La fièvre typhoïde se placerait naturellement après les fièvres éruptives et les oreillons.

Mais, comme il s'agit ici non pas de classification dogmatique, mais de simples notions pratiques, elle a été placée parmi les affections qui frappent spécialement les organes de la digestion.

Elle débute rarement d'une manière brusque. Les enfants perdent l'appétit et les forces, ils sont fatigués et abattus. Bientôt il se manifeste de la fièvre, un mal de tête intense, de l'obtusion de l'intelligence, de la dureté d'oreille et des bourdonnements, des vertiges, de la difficulté à se tenir debout, le plus souvent des saignements de nez, puis des coliques et de la diarrhée, de la douleur et de la tuméfaction du ventre; la langue est sale, souvent rouge à la pointe et sur les bords; mais déjà l'enfant a dû quitter l'école et a cessé d'être un danger pour ses condisciples.

COQUELUCHE

Parmi les affections qui frappent spécialement les *voies respiratoires*, il en est une, la coqueluche, qui se propage par contagion avec une grande puissance. Elle est malheureusement difficile à distinguer à son origine, qui est celle d'un simple rhume avec enrouement. Toutefois, la toux a de la tendance à se produire par quintes isolées et avec une plus grande fréquence la nuit que le jour. Une ou plusieurs semaines peuvent se passer dans cette incertitude, puis la coqueluche se manifeste avec tous ses symptômes.

Elle procède alors par accès ou quintes, plus nombreuses la nuit que le jour, et entre lesquelles, à moins de complications, la toux est nulle ou à peu près nulle.

La quinte débute en général par un sentiment de malaise pendant la durée duquel l'enfant lutte contre la toux qui va éclater, puis, tout à coup, celle-ci se déclare par des secousses rapides, se succédant sans interruption et se perpétuant jusqu'à rendre la suffocation imminente.

A ce moment quelques efforts d'inspiration se produisent, ils sont suivis d'une inspiration sifflante, presque convulsive, à laquelle on donne souvent le nom de *reprise* et qui est encore suivie souvent de quelques secousses de toux.

Le plus ordinairement, après un moment de repos, il se développe une seconde quinte, plus faible que la première et plus courte, après laquelle l'enfant expectore une masse plus ou moins considérable de mucosités épaisses qui sont en partie rejetées au dehors, en partie avalées. Souvent il rejette en même temps les aliments contenus dans l'estomac.

C'est l'expectoration, qu'elle se montre après une seule quinte ou seulement après la seconde, qui met fin à l'accès, après une durée de 15 secondes à 1 minute environ.

La coqueluche, surtout chez les jeunes enfants, se complique souvent d'accidents graves et même mortels ; il faudrait donc isoler immédiatement ceux qui en sont atteints, même à un degré très léger.

OPHTHALMIES

Parmi les maladies qui doivent attirer l'attention des instituteurs et surtout celle des directrices d'asile, il faut attacher une grande importance aux ophthalmies. Il en est deux : l'*ophthalmie catarrhale* et l'*ophthalmie purulente* qui sont l'une et l'autre très contagieuses.

La seconde surtout peut amener rapidement la perte d'un œil et même des deux yeux. Elles sont surtout à craindre chez les très jeunes enfants, mais elles peuvent se transmettre à des enfants plus âgés et même aux adultes.

Ces deux ophthalmies ont pour caractère la production d'une sécrétion abondante, puriforme ou purulente, qui baigne les yeux et qui s'échappe entre les paupières. Celles-ci sont en général rouges et tuméfiées, mais comme ce dernier symptôme ainsi que la rougeur de l'œil lui-même peuvent appartenir à d'autres inflammations oculaires, il faut se fonder uniquement, pour reconnaître l'ophthalmie catarrhale et l'ophthalmie purulente, sur l'abondance et la quantité de l'écoulement.

MALADIES CONTAGIEUSES PARASITAIRES

Quatre parasites différents, constituant des maladies contagieuses, peuvent se rencontrer dans les écoles et asiles : un parasite animal et trois parasites végétaux, d'où résultent deux genres de maladies : la *gale* et les *teignes*.

1° — Gale.

La gale est le résultat de la présence dans l'épaisseur de la peau, sous l'épiderme, d'un animal particulier, l'*Acarus scabiei* ou *sarcopte* de l'homme.

Elle est caractérisée par le développement, sur différents points du corps, et en particulier aux pieds et aux mains, de petites vésicules transparentes qui déterminent une assez vive démangeaison.

On les recherche surtout aux mains, dans l'intervalle des doigts et aux poignets. Souvent elles ont été écorchées par les ongles des malades et sont remplacées par une petite croûte brunâtre. Il en part fréquemment une petite traînée blanchâtre, grisâtre, ou brune, de 2 à 5 millimètres de long, ressemblant à une légère égratignure et se terminant par une petite bosselure d'une couleur plus foncée.

Cette traînée est la trace du sillon que la femelle se creuse sous l'épiderme. Elle en habite le fond, au-dessous de la bosselure, d'où il est assez facile de l'extraire et où elle dépose ses œufs.

L'acare de la gale est un animal nocturne ; il en résulte que l'on contracte cette maladie assez rarement pendant le jour. Mais cette observation n'a rien d'absolu ; il faut donc éloigner de l'école les enfants qui en sont atteints et prévenir les familles de les faire coucher seuls. D'ailleurs, la gale peut se guérir en quelques heures, si elle est convenablement traitée.

2° — Teignes.

Les teignes sont au nombre de trois :

A. La teigne faveuse ou teigne proprement dite ;

B. La teigne tonsurante ;

C. La teigne décalvante ou pelade.

Elles résultent de la présence à la surface du corps, et plus particulièrement du cuir chevelu, de végétaux parasitaires d'une organisation très élémentaire et dont la nature intime ne peut être démontrée qu'à l'aide du microscope. Ils se transmettent d'un individu à un autre au moyen de semences extrêmement ténues nommées *spores* ou *sporules*. Chaque teigne a son végétal spécial et des symptômes particuliers.

A. — Teigne faveuse ou teigne proprement dite.

Le végétal qui la constitue est l'*Achorion de Schœnlein*.

Elle siège généralement au cuir chevelu, bien qu'elle puisse occuper toutes les parties garnies de poils. Elle se reconnaît à la décoloration des cheveux et des poils, devenus d'abord grêles et cassants, et à la production de croûtes jaunâtres, inégales, variables par leur étendue et leur saillie, constituées par des espèces d'écailles creusées en godets.

Ces croûtes sont uniques ou multiples : en se réunissant, elles peuvent occuper la plus grande partie et même la totalité du cuir chevelu.

Les plaques croûteuses se dessèchent, se brisent et se divisent en fragments et en poussières qui se répandent de tous côtés et vont propager la maladie.

Les enfants accusent toujours de violentes démangeaisons, ils se grattent et favorisent la destruction des croûtes et leur diffusion. Leur tête exhale une odeur toute particulière, analogue à celle de l'urine de chat.

La teigne faveuse est très contagieuse. Tout enfant qui en serait atteint doit être éloigné des asiles et écoles jusqu'à sa complète guérison certifiée par le médecin inspecteur.

B. — Teigne tonsurante.

Végétal : le *Tricophyton tonsurant.*

Cette affection très contagieuse est caractérisée par des plaques arrondies, siégeant plus particulièrement sur le cuir chevelu et reconnaissables à ce que les cheveux y sont grêles, friables, moins colorés que ceux des parties voisines. De noirs ou de blonds, ils sont devenus rougeâtres ou d'un gris cendré. De plus, ils sont rompus très également à 2 ou 3 millimètres au-dessus du niveau de l'épiderme. Il se forme ainsi une véritable tonsure qui peut avoir l'étendue d'une pièce de deux ou de cinq francs et au delà.

Tantôt il n'existe qu'une seule plaque, tantôt il s'en développe plusieurs dont l'extension progressive détermine la réunion et qui peuvent envahir ainsi la plus grande partie de la tête.

La surface des plaques est inégale et parsemée d'aspérités, elle est hérissée de débris grisâtres, pulvérulents et d'une teinte un peu bleuâtre. Elle est comme chagrinée.

C. — Teigne décalvante ou pelade.

Végétal : le *Microsporon d'Audouin.*

La teigne décalvante est caractérisée par la chute des cheveux sur des plaques d'une étendue variable à partir de celle d'une pièce de vingt centimes. Au lieu d'être rompus comme dans la teigne tonsurante, ils ont absolument disparu, laissant la peau douce, unie et d'une blancheur remarquable.

C'est cette particularité qui a valu à la teigne décalvante le nom de *pelade*.

La chute des cheveux est souvent, comme dans les deux autres espèces de teigne, précédée et accompagnée de démangeaisons.

Les sourcils et, chez les adultes, les parties du corps couvertes de poils, peuvent être dénudés par l'affection parasitaire comme le cuir chevelu.

Elle peut, par la multiplicité des plaques et leur développement en surface, laisser le corps entier complètement dépourvu de poils.

Parfois, mais non constamment, ceux-ci subissent avant leur chute les altérations de force et de couleur déjà décrites.

La pelade, la plus innocente en apparence des teignes, est peut-être la plus dangereuse, au point de vue de la contagion, en ce sens qu'elle peut passer longtemps inaperçue. Un enfant, dans ses cheveux épais, peut avoir une ou plusieurs petites plaques dénudées sans qu'on y fasse attention, et, pendant cette période, il peut communiquer à ses camarades une affection dont il n'a pas même conscience. Les deux moyens les plus habituels de sa propagation dans les écoles, sont l'habitude que les enfants ont, dans leurs jeux, de prendre la coiffure les uns des autres, et celle des personnes chargées de leur toilette de peigner et de brosser avec les mêmes peignes et brosses un certain nombre d'entre eux. Cette dernière pratique doit être absolument interdite, elle a souvent répandu la pelade chez un grand nombre d'élèves d'une même maison d'éducation. Il faut aussi inspirer aux enfants une répugnance salutaire, qu'ils garderont utilement toute leur vie, pour une facilité trop grande à se servir de la coiffure des autres personnes. C'est en effet, pour les adultes, par ce moyen que se propagent les maladies du cuir chevelu, lorsqu'elles ne sont point contractées, ce qui peut-être est plus fréquent encore, chez les coiffeurs, en raison de l'usage commun des peignes et des brosses qu'ils emploient.

C'est ici que se termine l'étude des premiers symptômes ou des caractères propres aux maladies contagieuses qui peuvent atteindre les enfants des écoles et des asiles. Mais, à côté de ces contagions directes, il en est une autre qu'il est impossible de passer sous silence, c'est la *contagion de l'imitation ou de la terreur*.

CONTAGION DE L'IMITATION OU DE LA TERREUR

1° Épilepsie, haut mal ou mal caduc.

Une des maladies les plus terribles, l'épilepsie,

se transmet, et cela plus particulièrement chez les enfants, par la vue d'une attaque épileptique, que ce soit l'exemple, que ce soit l'épouvante qui la fasse naître. Il faut donc éloigner à tout prix des écoles les enfants qui en sont atteints et qui, frappés subitement d'une attaque, peuvent devenir dangereux pour leurs condisciples.

Si une attaque imprévue venait à se produire, il faudrait immédiatement éloigner les autres élèves, pour leur en éviter le spectacle. On leur dirait, par exemple, sans prononcer le nom de la maladie, qu'il s'agit d'une syncope, que leur camarade se trouve mal, que sa maladie n'a aucun danger, qu'il va revenir à lui, mais qu'il a besoin de calme et de silence et qu'il faut le laisser seul.

L'épilepsie est une maladie du cerveau caractérisée par des attaques revenant à des intervalles plus ou moins éloignés, variables chez le même malade et entre lesquelles, surtout dans l'origine, la santé peut être parfaite.

Ces attaques sont plus ou moins soudaines ; tantôt elles frappent comme la foudre, de la façon la plus inopinée, tantôt une sensation, qui varie chez chaque individu, l'avertit du mal qui va l'atteindre. Elles affectent deux formes : l'une légère, *vertige épileptique*, l'autre intense, *attaque convulsive*, ou *grand mal*.

Le vertige épileptique consiste dans une perte subite de connaissance pendant laquelle l'enfant reste souvent dans la situation qu'il occupait, s'il parlait, s'il était à table, la main levée portant, par exemple, un aliment à sa bouche, ou s'il était debout appuyé contre un objet qu'il avait pu saisir, il interrompt la phrase commencée et reste quelques instants immobile, les yeux fixes et hagards ; la face est pâle et quelquefois agitée par de légers mouvements. Après quelques secondes, une ou deux minutes au plus, l'enfant finit souvent la phrase commencée ou introduit l'aliment dans sa bouche sans avoir conscience de l'interruption apportée à l'acte qu'il accomplissait ; quelquefois, il reste assoupi ou étonné.

D'autres se livrent à un acte quelconque dont ils n'ont pas conscience et après lequel ils rentrent dans leurs habitudes régulières.

Quelques-uns tombent sur le sol et se relèvent peu d'instants après, sans se rendre compte de ce qui leur est arrivé.

Le vertige épileptique, au point de vue spécial des écoles, n'a d'importance qu'en ce qu'il annonce souvent pour l'avenir les grandes attaques dont il est le diminutif. C'est à ce titre qu'il doit entraîner l'éloignement des enfants qui en sont atteints ; car, par lui-même, il ne se transmettrait point et le plus ordinairement même il passe à peu près inaperçu, du moins quant à sa signification.

Il n'en est pas de même du *grand mal,* de l'attaque épileptique proprement dite.

Qu'il soit ou non précédé d'une sensation prémonitoire, il débute brusquement. L'enfant pâlit et tombe privé de connaissance et frappé d'insensibilité, quelquefois en jetant un cri ; le corps se raidit, il est agité de mouvements convulsifs peu étendus d'abord, plus intenses ensuite, et parfois tellement violents que les malades peuvent se blesser gravement en se frappant sur la terre et sur les objets qui les avoisinent, mais se passant sur place et sans déplacement important du corps.

La face est devenue rouge, violacée, horrible à voir, les traits sont déviés, agités de mouvements convulsifs ; les dents grincent, une écume plus ou moins abondante s'écoule de la bouche, soit en bavant, soit avec bruit, et alors, poussée par des mouvements d'expuition saccadés, elle forme des bulles au-devant des lèvres. Souvent la langue est mordue, déchirée et cette écume est sanglante.

L'attaque peut durer trente à quarante secondes

seulement ou se prolonger pendant quelques minutes et même, beaucoup plus rarement, pendant des heures. Puis la raideur et les convulsions diminuent et cessent, la face reprend une pâleur extrême, un ronflement bruyant accompagne un assoupissement profond qui peut durer quelques minutes ou plusieurs heures après lesquelles l'enfant s'éveille, n'ayant aucun souvenir de ce qui s'est passé, mais étonné, brisé de fatigue, endolori par les contusions qu'il s'est faites soit en tombant, soit pendant l'accès.

L'épilepsie peut atteindre les deux sexes.

2° — Attaques de nerfs.

Une autre affection convulsive, bien moins grave, connue généralement sous le nom d'*attaques de nerfs*, peut frapper les plus âgées parmi les jeunes filles des écoles. Rarement, cependant, elle se manifeste à une époque aussi peu avancée de la vie. Si toutefois une enfant en présentait les symptômes, elle devrait être éloignée de ses compagnes. L'imitation, en effet, est une cause puissante de leur développement qui, une fois produit, peut avoir pour l'avenir les conséquences les plus douloureuses.

Les attaques de nerfs sont excitées par la moindre contrariété ; elles sont facilement reconnaissables à l'agitation générale, aux cris, aux pleurs, aux mouvements beaucoup plus étendus, plus violents que ceux de l'épilepsie, et surtout en ce que la perte de connaissance est nulle ou incomplète.

D'ailleurs, la distinction à établir entre les deux affections n'a ici qu'une importance secondaire. L'une et l'autre doivent en effet entraîner l'éloignement de l'enfant et son renvoi à ses parents d'une façon absolue pour l'épilepsie et, pour les attaques de nerfs, jusqu'à ce qu'il soit bien démontré que, développées accidentellement par une cause morale, elles ne tendent pas à se reproduire.

Il faut étendre d'ailleurs à toutes les névroses convulsives ce qui vient d'être dit des attaques de nerfs.

3° — Danse de Saint-Guy ou chorée.

Elle consiste dans la production de mouvements involontaires, irréguliers qui peuvent envahir tout le corps ou se borner aux membres, au cou, à la face. Tantôt presque insaisissable en raison de son peu d'intensité, elle peut acquérir des proportions très cruelles, empêcher la marche, détruire toute possibilité de mouvements volontaires et s'opposer absolument, par exemple, à ce que l'enfant puisse porter les aliments à la bouche, en raison du désordre de ses actes musculaires.

Presque absolument réservée aux jeunes filles, cette affection peut, dans une certaine mesure, se transmettre par imitation. C'est d'ailleurs un spectacle pénible et non sans danger à donner aux autres enfants que celui de cette agitation constante et douloureuse, et les choréiques doivent être exclues des écoles. Peut-être devrait-on étendre cette exclusion à tout enfant très fortement atteint de ces tics de la face, de ces grimaces involontaires et parfois hideuses qui, nées dans le jeune âge, peuvent persister toute la vie. Les enfants, très imitateurs, les reproduisent souvent par moquerie et peuvent en contracter l'habitude qui, sans inconvénient pour la santé, peut cependant avoir pour leur avenir de regrettables conséquences.

TABLE DES MATIÈRES

Librairie J.-B. BAILLIÈRE et FILS.

19, rue Hautefeuille, à Paris.

BERGERET (L.-F.). — **De l'abus des boissons alcooliques**, dangers et inconvénients pour les individus, la famille et la société. Moyens de modérer les ravages de l'ivrognerie. 1 vol. in-18 jésus.. 3 fr.

BOUCHUT. — **Hygiène de la Première Enfance**, guide des mères pour l'allaitement, le sevrage et le choix de la nourrice. 7e *édition*, 1 vol. in-18 jésus, avec 49 fig......... 4 fr.

BRAUN, BROUWERS et DOCX. — **Gymnastique scolaire** en Hollande, en Allemagne et dans les pays du Nord, suivie de l'état de l'enseignement de la gymnastique en France. 1 vol. in-8°.. 3 fr. 50

DALTON. — **Physiologie et hygiène des écoles, des collèges et des familles**. 1 vol. in-18 jésus, avec 66 fig. 4 fr.

DONNÉ. — **Conseils aux mères sur la manière d'élever les enfants nouveau-nés**. 6e *édition*, 1 vol. in-18 jésus. 3 fr.

— **Hygiène des gens du monde**. 2e *édition*, 1 vol. in-18.. 3 fr. 50

HÉRAUD. — **Nouveau dictionnaire des plantes médicinales**. 1 vol. in-18 jésus, avec 261 fig., cartonné....... 6 fr.

— **Les secrets de la science, de l'industrie et de l'économie domestique**. Recettes, formules et procédés d'une utilité générale et d'une application journalière. 1 vol. in-18 jésus, avec 205 fig., cartonné....................... 6 fr.

HUFELAND. — **L'art de prolonger la vie ou la Macrobiotique**, nouvelle édition française. 1 vol. in-18 jésus. 4 fr.

JOLLY. — **Le Tabac et l'Absinthe**, leur influence sur la santé publique, sur l'ordre moral et social. 1 vol. in-18 jésus... 2 fr.

— **Hygiène morale**. 1 vol. in-18 jésus................ 2 fr.

LE BLOND et BOUVIER. — **Manuel de gymnastique hygiénique médicale**, comprenant les exercices du corps et leurs applications au développement des forces, à la conservation de la santé et au traitement des maladies. 1 vol. in-18 jésus, avec 80 fig.. 5 fr.

PERRUSSEL (Henri). — **Cours élémentaire d'hygiène** à l'usage des élèves des lycées, rédigé conformément au programme officiel. 1 vol. in-18 jésus, cartonné........ 1 fr. 25

SAINT-VINCENT. — **Nouvelle Médecine des familles** à la ville et à la campagne, à l'usage des familles, des maisons d'éducation, des écoles communales, des curés, des sœurs hospitalières, des dames de charité et de toutes les personnes bienfaisantes qui se dévouent au soulagement des malades : remèdes sous la main, premiers soins avant l'arrivée du médecin et du chirurgien, art de soigner les malades et les convalescents. 4e *édition*, 1 vol. in-18 jésus, avec 142 fig., cartonné.. 3 fr. 50

ENVOI FRANCO CONTRE UN MANDAT POSTAL

470-80. — Corbeil. — Typ. et stér. Crété.

www.ingramcontent.com/pod-product-compliance
Lightning Source LLC
LaVergne TN
LVHW052012160826
845678LV00003B/1026

* 9 7 8 2 3 2 9 6 4 9 3 9 9 *